불로장생

장수연구가
저자 박사 전준상

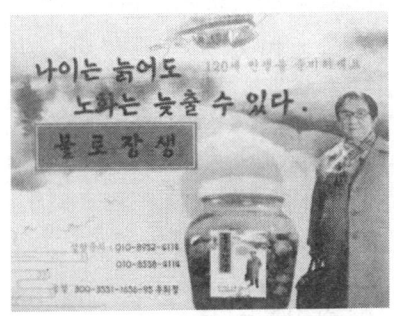

건강 장수의 3가지 조건
① 골고루 균형 잡힌 식사를 해야 한다.
② 소 일거리로 늘 움직이고 운동해야 한다.
③ 밤 10시에 자고 아침 6시까지
　하루 8시간 숙면해야 한다.

자수정 출판사

상담문의 010-8558-4114 / 010-8952-4114

농협 1300-3551-1656-95 우희정

불로장생
(不老長生)

지 은 이 - 박사 전준상
발 행 처 - 자수정 출판사
발 행 일 - 2024년 4월 5일
신고번호 - 제 2018-000094호

서울 영등포구 영중로65
자수정출판사 010-8558-4114
정 가 ₩10,000원
*파본은 교환해 드립니다.

홈페이지 - 주소창에 www.198282.net
　　　　　　　NAVER 네이버 검색창에 전준상
　　　　　　　▶YouTube 유투브 검색창에 박사전준상
E-mail - yangko719@daum.net

머 리 말

 인생 60세까지를 전반전이라고 하면
인생 90세까지 30년을 후반전이라고 합니다.
인생 120세까지 30년을 더 산다면 연장전이 됩니다.

인간은 누구나 120세까지 불로장생(不老長生)의 꿈을 꿉니다. 그러나 그러한 축복은 자신에게 투자하면서 자기관리를 철저히 한 사람에게만 인생 승리의 영광이 돌아갑니다.
아무렇게 살면서 건강 관리를 소홀한 사람은 반드시 질병에 시달리게 되므로 늙지 않고 오래 사는(불로장생) 다이아몬드 같은 축복의 길이 책 속에 있습니다.

본 저자는 장수연구를 하면서 몸소 체험을 통하여 누가 보아도 20년은 젊게 보는 것은 물론 건강 나이도 20년 이상 젊다고 주치의의 칭찬을 받습니다.
그러므로 불로장생(不老長生)의 길은 누가 갖다 주는 것이 아니라 자기 자신이 만들어가는 것입니다.
본서를 읽으시고 꼭! 실천에 옮기시길 바랍니다.

2024년 4월 5일
장수연구가 박사 전준상
010-8558-4114

프 로 필

아산시 (온양온천)에서 출생한 저자는 세월이 흐르면서 인생 시리즈 <매력>, <멋>과 장수연구 서적 노년시대 시리즈 3권까지 총 85권의 책을 집필하여 국립중앙 도서관에 납본되었고, 건강상식 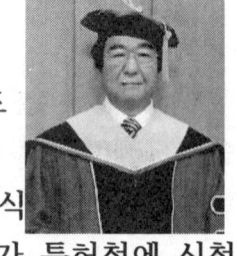 서적과 인류에 기여 하는 80건의 특허가 특허청에 신청 되었다. 그러다 보니 오랫동안 다양한 사업과 일본 현지 법인으로 생보석 홈쇼핑과 출판사를 운영한 경험으로 소설가, 예술인, 발명가, 사업가로 불린다. 동생들은 미국에서 깊은 신앙심 속에 사업을 하고 있으며 자녀들은 강사의 길과 영화시나리오 최우수상을 받았고, <눈을 감아>의 시나리오를 집필하여 영화감독으로 활동하며 칸영화제에 출품한다. 저자는 결혼을 앞두는 막내 병민이에게 교육의 손이 미치지 못한 점이 아쉬워 사회인으로 인류의 소금이 되라고 당부하며, 여러 형제와 자녀들에게는 늘 첫째는 건강, 둘째는 독서를 늘 염두에 두라고 가르친다.

본 저자는 앞으로도 집필을 멈추지 않는다면 몇십 권의 저서를 더 펼칠 수 있을 것으로 바라본다.

2024년 4월 5일
저자 박사 전준상(필명)
HP 010-8558-4114

차 례

    머리말   3
    프로필   4
1. 기력을 회복하자 - 불로장생   6
2. 먹은 대로 몸이 된다.   17
3. 젊어지는 글루타치온 - 독소 제거, 뱃살 제거   28
4. 유혹하는 페로몬 향수 - 노취제거, 이성에게 호감   38
5. 큰놈 대물(쇠말뚝) - 노년의 희망   45
6. 야생마 - 남자는 전립선을 조심하자 - 낭습 방지   53
7. 야생마 - 여자는 요실금을 예방하자 - 방광, 자궁   60

1. 기력을 회복하자

 60대부터 꼭 필요한 운동과 단백질 보충 이외에 중요한 한 가지는 건강보조식품인 '불로장생(不老長生)'을 섭취하는 것이다.
보약과도 같은 '*불로장생*'을 매일 한 스푼씩 먹으면 다른 건강식품이나 보약을 먹지 않아도 될 만큼 기력이 살아난다.
노년 건강을 위해 꿀에 인삼을 재서 만든 꿀 청은 선조부터 내려오는 최고의 식품이자 보약으로 알려져 있다.
동양의 4대 보약인 인삼, 녹용, 사향, 웅담 중 인삼이 으뜸으로 손꼽히며 효능도 우수하다.

아카시아 벌꿀(자연산 2.4kg)이 인터넷에서 105,000원 안상규 벌꿀은 128,000원에 판매되고 있지만, 품질이 우수한 꿀은 꼭 믿을 수 있는 곳에서 구매하여야 한다. 품질이 좋은 꿀은 면역력이 높아져 잔병이 없고 건강에 여러 가지 도움이 되는데 특히 꿀과 대추를 함께 넣으면 시너지 효과가 매우 크다.

꿀은 설탕과 달리 양치질을 하지 않아도 충치가 생기지 않아 입안 상처가 나거나 부르텄을 때 발라주면 **빨리** 아물고 구취에도 좋다.
설사를 막아주거나 대장에 좋으며 머리를 맑게 하여 우울증에도 좋다.

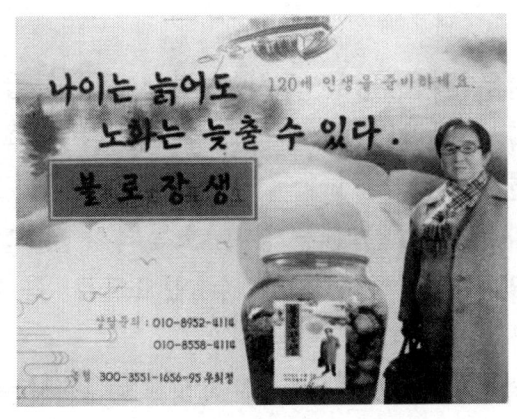

불로장생 한 병 2.4kg

*불로장생*은

꿀과 인삼을 베이스로 한 꿀 청에
국산 한방재료인 구기자, 산수유, 오미자, 대추를 첨가하여 여러 가지 효과를 단번에 느낄 수 있는 천연 강장제이다.

불로장생에 들어가는 꿀은
자연산 아카시아 꿀 (2.4kg / 120,000원)을 사용하여 품질이 우수하다.
당뇨와 같은 성인병 환자나 나의 건강을 위해서는 자연산 천연 벌꿀을 먹어야 효과가 좋아 활력 넘치는 노년의 건강을 지킬 수 있다.

하루에 너무 많은 양을 드시는 것도 과유불급이므로 한 두 스푼이 적당하며 꼭 플라스틱이나 나무 스푼으로 떠서 드시면 된다.
수삼이 마르지 않았거나 병이 소독되지 않으면 인삼이 들어간 꿀에서 거품이 생길 수 있으므로 꼭 서늘한 곳에 보관하여야 한다.
아침 공복이나 취침 전에 규칙적으로 드시는 것이 좋다.

▶자연산 꿀의 효능
①면역력 강화
②피로 해소
③젊어지는 피부 건강
④불면증 개선
⑤항균작용
⑥혈관질환 예방

⑦수족냉증 개선
⑧숙취 해소
⑨기가 부족하여 허약할 때
⑩기관지가 마르고 기침이 날 때
⑪장이 나빠 변비로 고생할 때
⑫입안이 허는 구내염
⑬뜨거운 물이나 기름에 상처가 났을 때
⑭독소 제거
⑮모든 약을 조화롭게 만들어 줌

▶인삼의 효능
①치매 예방, 인지기능 향상
②원기 회복
③당뇨 개선 및 치료
④항암 효과
⑤노화 방지
⑥성 기능 개선 발기부전 치료
⑦면역력 강화, 원기 회복
⑧비염 치료
⑨뼈 건강에 효과
⑩혈행 개선
⑪항염증 효과
⑫독감 예방

⑬위 건강 개선
⑭숙면 효과
⑮혈액순환을 원활히 하여 몸을 따뜻하게 함

▶청양 구기자의 효능
①피로 회복 효과
②시력 개선 효과
③혈액순환 촉진
④혈당수치 상승 억제
⑤간 기능 회복
⑥피부조직 노화 방지
⑦면역력 강화
⑧소화력 촉진
⑨혈압조절
⑩스트레스 완화
⑪체지방 감소
⑫감기 예방

▶구례 산수유 효능
①정력 강화 조루 발기부전에 도움
②아토피 개선
③눈의 피로 회복, 시력 개선
④청력 및 중이염 개선

⑤여성 생리통, 무월경 개선
⑥신장(콩팥)기능 강화
⑦두뇌를 활발하게 하고 집중력에 도움
⑧체력 향상
⑨노화 개선
⑩어린이 성장 발육

▶문경 오미자 효능
①혈관을 깨끗하게 하여 심혈관 질환 예방
②항암 효과
③몸이 처지고 기운이 없을 때
④노화 방지
⑤골밀도를 3배 높여주어 골다공증 방지
⑥인지력, 기억력, 뇌 기능 향상
⑦치매 예방에 도움

▶경산 대추의 효능
①복부지방 감소
②불면증 개선
③만성 변비 완화
④심신 안정
⑤혈압조절
⑥노화 세포 억제

⑦골다공증, 근육통 완화

《불로장생의 주의 사항》
①알루미늄, 스테인리스 그릇 사용 시 변질됩니다.
②나무나 플라스틱 스푼을 사용해야 합니다.
③물 묻은 스푼을 사용할 경우 산소 투입으로 거품이 생겨 변질됩니다.
④열에 직접 가열하지 마세요.
⑤냉장고에 넣지 말고 서늘한 곳에 보관하세요.
⑥1년~2년 안에 다 드실 것을 권장합니다.
⑦불로장생 원액에 다른 첨가물을 넣지 마세요.
⑧잠자기 전에 한두 스푼 드시는 것이 좋습니다.
⑨따뜻한 물에 타서 마셔도 좋습니다.
⑩당뇨 환자는 조금만 드세요.

※꾸준히 장복하실 것을 권해드립니다.
 등잔 밑이 어둡다고 왜 이렇게 좋은 것을 진작에 몰랐을까 하고 후회하게 됩니다.
※남녀노소 모두에게 좋습니다. "단" 어린이는 삼가해 주세요.
※꿀에 담긴 5종의 재료가 숙성되면 불어서 양이 늘어납니다.

나이가 들수록 돈을 아끼지 말고 내 몸에 투자하는 것이 가장 현명한 방법이다.
하루에 천원 투자하여 기를 살리고 활력이 넘쳐나는 삶을 산다면 그보다 더한 행복은 없다.

필자인 전박사가 추천한 대로 구매하여 꾸준히 드신 분들의 다양한 후기를 보면
첫째 식욕이 왕성해지고
둘째 잠이 쏟아지고
셋째 배변을 묽게 잘 보고
넷째 힘이 나서 활기가 넘치고
다섯째 무기력함이 없어졌다고 말씀하신다.
또 좋은 건 알았어도 집에서 담그면 번거롭고 돈이 많이 들어 엄두를 내지 못했는데 자수정 홈쇼핑에서 전박사에게 주문하면 가격도 저렴하게 실비로 나누어 주어서 만족한다고 하신다.

전박사의 인삼 꿀 청은 이익을 보려고 한 것이 아니라 그동안 전박사가 늘 복용하던 것을 꾸준한 독자분께 고마음의 인사로 건강한 선물을 드리려고 만들었다.
이후 섭취한 독자분들이 머리가 맑아지고 몸이 새털처럼 가볍고 가뿐해졌다고 바로 몸으로 느끼겠다고 이후 계속 드시길 원하셔서 적은 금액만 받고 주문하면 보내

드리게 되었다.
이렇게 드신 분들이 6개월 후에 또 주문하며 불로장생 꿀 딴지 덕분인지 요즘 만나는 사람마다 얼굴이 좋아졌다고 인사받기가 바쁘다고 하며 기뻐하신다.
이렇게 불로장생을 드시면
건강미가 넘쳐서 매력 있게 보이고, 귀티나게 고급스러운 사람으로 보이는 것은 자신을 위하여 적은 돈을 아끼지 않고 투자했기 때문이다.

조선 시대의 평균수명이 50세일 때 영조 대왕은 80세를 넘게 사셨다.
그 원인은 인삼을 통한 보양을 중시하여 불로장생을 드셨기 때문이라고 논문에 나와 있다. 그러므로 다른 임금들보다 두 배로 장수할 수 있었다.
노년에 오래 산다는 것만이 능사는 아니다.
불편한 데가 없이 자신 스스로 활기차게 생활해야 하고 남의 도움 없이 움직여야 한다.
늙지 않을 수는 없지만, 노화를 늦출 수는 있으므로 불로장생을 꾸준하게 장복할 것을 권해드린다.

중국의 진시황제가 불로초를 구하려고 서복에게 3천 명을 주어 중국, 일본, 조선에까지 찾으러 다녔으나 불로초를 찾지 못했다.

이렇게 찾아다닌 불로초가 바로 *불로장생*이다.
지금도 중국에서는 한약마다 인삼과 대추를 꼭 넣어 먹어 효험을 봐 보약으로 여긴다. 그래서 중국뿐만 아니라 일본 관광객들도 우리나라에 오면 인삼을 가장 많이 사 간다.
한국의 인삼이 명품으로 알려져 있으며 수천 가지 제품 중에서도 단연 1위로 꼽히는 효자상품이다.

[적은 가격으로도 건강하고 귀티나게 만들고 남은 여생을 행복하게 만들어 주는 불로장생을 지금부터라도 꾸준히 드시길 바랍니다.
독자분들이 자청해서 드시고 싶다는 분께는 불로장생을 만드는 재료비만 받고 보내드립니다.

본 필자도 매일 글을 쓰다 보면 활동하지 못할 때가 있어 무기력해지고 의욕이 상실되기도 합니다. 그래서 생각해 낸 것이 불로장생을 직접 만들어 복용하였더니 기력을 되찾아 활력이 넘쳤습니다.
직접 체험해보고 나서야 노년을 지키는 비결은 바로 이거구나 싶어서 신간 출간 시 매번 읽어주시는 독자분들께 좋은 정보를 함께 공유하고 싶었습니다.

만약

독자분께서 직접 만들고 싶으신 경우에는 산지에서 최상품으로 구매하시는 것이 좋습니다.

구매하시는 것이나 만드시는 것이 번거로우시면 본 필자가 준비한 것을 실비로 나눠드리겠습니다.]

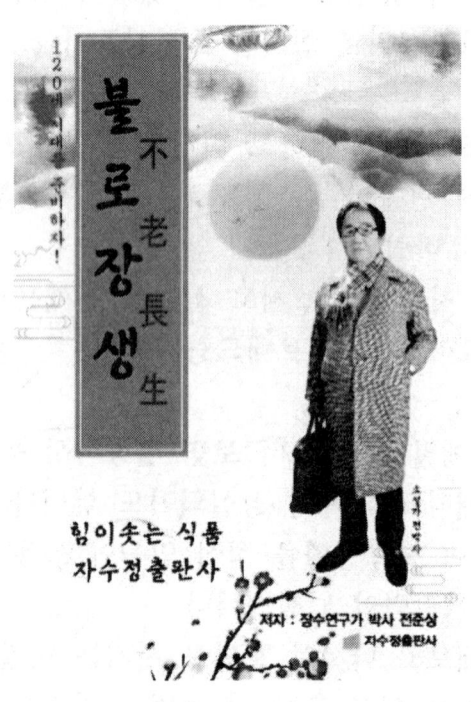

2. 먹은 대로 몸이 된다.

 잘 먹은 사람은 훤하게 땟깔이 나고 통통하며 못 먹은 사람은 초췌하게 삐쩍 말라 있다.
건강하게 오래 살려면 골고루 잘 먹어야 한다.
식사 하나만 잘해도 활력이 넘치고 그렇지 않으면 기운도 없고 의욕이 떨어진다.

모든 음식은 몸에 좋은 효능을 갖고 있어 적재적소에 필요한 영양을 섭취하면 약으로도 못 고치는 병을 음식으로 고칠 수 있다.
수많은 음식 중에 나이 든 노인이 챙겨야 할 음식을 몇 가지만 서술해 보려고 한다.

<u>장어즙</u>
민물장어는 가격이 고가여서 1인분에 40,000원으로 자주 먹기에는 부담스럽다. 그래서 매일 마실 수 있는 장어즙은 (국내산 120포 4개월분 260,000원)단백질, 탄수

화물, 지방, 칼슘, 인, 철, 비타민 A, B, E 등의 다양한 영양 성분을 함유하고 있어 보양식으로 널리 알려져 있다. 특히 눈의 시력을 보호하고 근육과 뼈를 단단하게 만들어 주고 활력을 불어넣어 주어 간과 신장(콩팥)기능을 높여준다.

장어즙은 장어요리와 효능이 같으며 비리지도 않아 마시기에 거부감이 없고 매일 아침 공복에 마시면 나이든 노인들에게 종합 영양제처럼 보약의 역할을 하여 기력이 살아나서 매우 인기 있는 식품이다.

늙으면 잠을 자도 늘 피로를 달고 살게 되는데 회복은 물론 남녀노소 피부 건강에도 좋다.
현대인은 늘 스트레스가 쌓여 만병의 근원이 되는데 스트레스 해소에도 장어즙이 효과적이다.
특히 장어는 예부터 남성의 성기능 강화에 탁월한 강장제였다. 그뿐만 아니라 뇌의 다양한 질환을 예방하며 체력을 회복시켜주는 성분이 풍부해 노화로 인한 체력 저하와 뼈 건강에 도움을 준다.

아동의 성장과 발달에 필요한 아미노산과 칼슘이 풍부하게 들어있어서 성장기에 있는 아이들의 영양에 큰 도움이 된다.

이외에도 면역력 강화와 노화에 중요한 황산화 효과에 좋다.
감기가 자주 들거나 대상포진이 걸리거나 독감, 코로나의 전염이 되는 것도 면역력이 떨어졌기 때문이므로 질병이 오기 전에 장어즙을 꾸준히 섭취하여 예방하는 것이 지혜로운 건강비법이다.

부모님 생신 선물이나 설, 추석과 같은 명절에 효도 선물로도 자녀들이 가장 많이 하는 선물로 인기가 좋다.
장어즙이란?
장어를 갈아서 짜낸 액체로 잘사는 선진국에서도 건강 증진과 질병 예방을 목적으로 섭취하는 사람이 늘고 있다.
장어의 **뼈**까지 갈아 넣어 오메가3, 노인성 치매 예방, 관절염 예방, 체내 독소 제거, 노폐물 배출에 좋은 효과를 보며 특히 장 건강에 탁월하다. 그러므로 매일 꾸준히 섭취하여야 만이 **빠른** 효능을 볼 수 있다.

본 저자인 전 박사가 추천하는 장어즙은 천둥산 국내산 장어로 한약을 정성껏 달이듯 어머니가 오랜 시간 한약재와 함께 고아서 섭취하기 간편하게 만든 진품이다.
비린내가 전혀 나지 않아 거부감이 없으며 한약 냄새도 나지 않아 어린이부터 노인까지 섭취하기에 좋다.

일 년에 세 차례 120포씩 (4개월분) 섭취하면 면역력은 물론 정력과 기력을 되찾아 건강증진에 도움이 되므로 지혜로운 삶이 필요하다.

120포(4개월분) 240,000원 - 선물로 건강 서적 20,000원 포함   주문 010-8558-4114 / 010-8952-4114

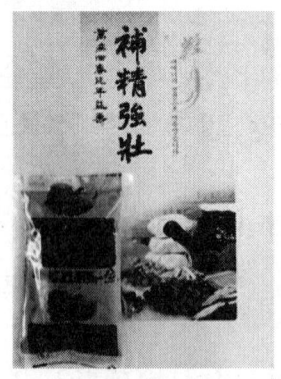

장어즙

비트
두 번째로 새롭게 각광 받는 건강식품은 뿌리채소인 비트이다.
붉은색 채소인 비트는 제주도에서 많이 생산되는데 우리나라의 최대 섬인 제주는 난류의 영향을 받아 평균 기온이 높고 아름다운 자연과 깨끗한 공기 해풍과 염기로 인해 병충해를 예방할 수 있어 레드비트가 잘 자랄

수 있는 좋은 기후를 가지고 있다.
제주도는 잘 알고 있듯이 천혜의 자연경관이 수려한 세계적인 휴양지이며 유네스코가 인정한 관광지다.

레드비트는 유럽과 아프리카 북부지방에서 자라나 온대지방에서 잘 자라는 채소이다.
비트즙은 무엇보다도 원재료가 중요한데 어디서 어떻게 재배되었는지 모르는 농산물로 가공하는 것보다는 확실하게 출처가 명확한 농산물로 만들어져야 한다.
화학비료를 쓰지 않고 친환경적으로 만들어 재배하며 품질이 우수한 레드비트가 자라 비트즙을 생산하고 있다.

일 년 내내 싱싱한 햇 제주산 레드비트는 좋은 맛을 내어 파우치로 마실 때 거부감이 없고 신선한 재료라 신선도가 좋으며 우리 가족이 마신다는 생각으로 만들어 항상 정성들여 생산한다.
흐르는 물에 3번 이상 세척하여 깨끗하며 농약검출 여부에서는 불검출로 확인받아 생산된다.

비트 2BOX 150포 = 120,000원 건강 서적(20,000원)을 포함하여 판매한다.

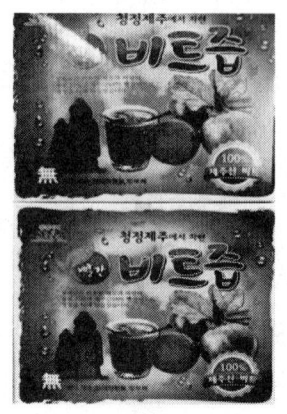

비트즙

좋은 비트란?
① 생산지와 원재료가 중요하다.
②물에 희석하지 않은 원액만 포장되어야 한다.
③맛을 내기 위해 감미료를 섞지 않는다.
④수입품보다는 국내산(제주도)이 좋다.
⑤품질관리에 우수한 재료만을 엄선한다.
비트의 성수기는 6월이 제철이지만 10월과 제주도의 경우는 겨울 비트도 제철이라고 한다.
가을과 겨울에 비트를 마시면 우리 몸에 신진대사를 원활하게 해주어 1년을 거뜬하게 해준다.

비트의 효능
①심혈관 건강을 책임진다.

비트가 우리 몸에 들어오면 혈관을 개선하여 혈압을 낮추어주어서 고혈압, 뇌졸중, 심장병 환자에게 도움이 된다.
②피부 건강에 탁월하다.
비트는 피부 건강에 필요한 비타민C 성분이 많이 함유하고 있어 피부 노화를 막고 각종 잡티가 생기지 않게 하여 피부톤을 환하고 맑게 유지해준다.
③철분 부족으로 인한 빈혈에 좋다.
비트는 칼슘이 많아 우리 몸속에 철분이 부족할 경우 헤모글로빈 수치가 떨어져 빈혈이 생기고 나아가 혈액암이 생길 수 있어 예방하는데 좋다.
④다이어트에 도움이 된다.
비트는 칼로리가 낮아 체중 조절에 도움이 된다. 식이섬유가 풍부하여 포만감이 오래 지속되어 폭식을 막아주고 변비에 좋으며, 질산염이 풍부하여 지구력 및 운동능력 향상에 도움을 준다.
⑤지방간 예방에 효과적이다.
비트는 콜레스테롤 수치를 낮춰주고 간을 해독해 주는 효과가 있다.
간의 지방 성분을 낮추어 장기적으로 섭취하면 지방간을 예방할 수 있다.
⑥숙취 해소에 좋다.
간의 유해 성분을 해독하고 정화 시켜 주어 술로 인한

숙취 해소에 좋다. 뿐만 아니라 꾸준히 마시면 간 건강을 지켜 눈 건강에도 도움 된다.

주의할 점은 식이섬유가 풍부하여 처음에는 배가 아파 설사가 날 수 있으며 이럴 때는 쉬었다가 소량으로 섭취하면서 서서히 늘려나가면 된다.
신장이 약한 사람은 비트에 칼슘이 많이 들어있어 과잉 증상을 보일 수 있으니 주의하는 것이 좋다.
만약에 알러지 반응으로 가려움증이나 호흡곤란이 온다면 중단하는 것이 좋다.

20~30년 젊어지기 위해 자기관리를 하면 면역력도 높아지고 기력도 살아나서
활력 있게 지낼 수가 있습니다.
장어즙과 비트에 이어 흑초와 글루타치온 이 네 가지는 본 저자인 전 박사가 꾸준히 섭취하면서 체험한 사례들을 그대로 저술한 것들이어서 참조하시면 도움이 됩니다.

<u>흑초</u>
세 번째로 흑초는 세계 장수국 1위인 일본 국민이 가장 많이 마시는 건강식품인 식초이다.
식초의 종류인 흑초가 건강에 좋다는 이야기가 널리 알

려지면서 여러 가지 종류의 흑초가 판매되고 있다.
심지어 초에 관한 연구로 일본에서는 두 명이나 노벨상을 받기도 하였다.
인간에게 가장 뛰어난 식품으로 식초라는 것이 밝혀지면서 건강 장수식품으로 으뜸으로 꼽히고 있다.

일본의 한 식품 회사에서 처음 사용하기 시작하여 보급된 단어가 흑초이며 말 그대로 풀이하면 검은 식초라는 뜻인데 실제로 색이 검고 짙은 갈색이며 다른 식초보다 좀 더 순하고 풍미가 있다.

흑초의 영양 성분이 많은 것으로 알려진 만큼 귀한 식품으로 대접받는다.
흑초에는 현미 식초를 오랫동안 숙성하여 쌀눈이 붙어 있어서 탄수화물과 함께 지방, 단백질 등의 유용한 영양소들이 많이 들어있다. 아미노산이 풍부하여 일반 식초에 비해 열 배 이상이며 오래 숙성되기 때문에 갈색을 띤다.

흑초의 주성분 아세트산이 몸속으로 들어가면 구연산이 되어 피로의 원인 물질인 젖산을 분해해 준다. 유기산은 대장의 환경을 깨끗하게 만들고 칼슘이 흡수를 도와준다.

특히 노인들은 단백질 분해능력이 떨어지기 때문에 흑초를 마시면 좀 더 쉽게 필수아미노산 공급을 받을 수 있다.

식초하면 '시다'라는 생각에 입안에는 침이 고이게 되므로 식초를 마신다는 것은 고역으로 생각하지만, 흑초는 그렇지가 않다.
미세한 초 맛이 나지만 그마저도 거부감을 느낀다면 1 : 1 비율로 생수를 희석해 마시면 수월하다.

흑초의 효능
①당뇨관리
흑초는 식후에 혈당이 올라가는 것을 조절해 주고 인슐린 분비를 돕는다.
당뇨 증상을 개선하고 예방해주는 역할을 한다.
②심혈관 질환을 예방한다.
혈액의 흐름을 개선하고 나쁜 콜레스테롤 수치를 감소시켜 혈관을 맑게 한다.
고혈압이나 심혈관 질환을 예방하는 데 효과가 있다.
③면역력 강화
흑초에 다량 함유하고 있는 아미노산과 구연산은 신진대사를 활성화하고 면역세포가 생성되는 것을 도와 우리 몸이 신체 저항력을 강화하는 데 도움이 된다.

④다이어트
포만감을 촉진하고 식사 중 섭취하는 총 칼로리와 체지방 중성지방을 줄여준다.
근육량을 늘려 체중 관리에 도움을 준다.
⑤피로 해소
풍부하게 들어있는 유기산과 아미노산이 에너지 생산을 도와주고 피로물질인 젖산분비를 억제한다.
그 결과로 만성피로를 달고 사는 노인에게 피로를 풀고 기력을 회복해 준다.

식초 한 병 900ml 속에 산머루, 복분자를 첨가하여 영양과 맛에 더욱 신경 쓴 제품이다.
샘표 백년동안 현미 발효 식초는 약 80년 된 샘표 간장 제조 공장에서 제조한 것으로 700명의 직원을 거느린 우수한 회사의 제품으로 믿을 수 있다.

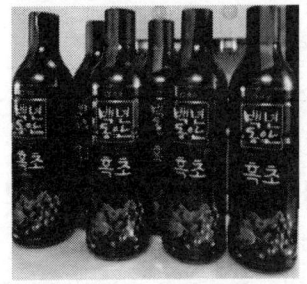

흑초 6병 = 80,000원 건강 서적을 포함하여 판매
주문 010-8952-4114

3. 젊어지는 글루타치온

 아미노산 중 하나로 우리 몸에서 만들어 중요한 생리 활성 역할을 맡고 있는 황산화 효소 물질이다.
주요기능은 세포간 신호전달, 단백질 합성, 황산화 작용, 면역강화 등이 있는데 특히 글루타치온은 세포의 해독작용을 도와 세포 내 독소를 제거한다.
자연적으로 몸속에서 생성되는 물질이지만 노화가 진행되면 글루타치온의 함량이 감소하여 여러 가지 방법으로 섭취가 가능한 물질이기도 하다.

◇우리 몸에 황산화 작용이란?
황산화란 활성산소를 없애준다는 뜻이고 노화의 주요 원인이 활성산소이다.
즉, 노화를 늦추어 최적의 몸을 만들고 각종 질병으로부터 자신을 보호하는 것이다.
물이나 공기 중 산소에 의해 식품의 산화와 변질을 억제하고 몸의 에너지를 생성하여 감염을 예방하는 것과 같다.

◇주요효능에는
▶면역력을 높여준다.
글루타치온은 면역시스템의 기능을 향상시키는데 중요한 역할을 하여 면역 반응을 조절하고 감염, 염증에 대한 저항력을 강화한다.

▶지방간 등 간 수치 개선
지방간의 80%는 비알코올성 지방간이라서 음주를 하지 않아도 음식으로 인해 생긴 경우가 많다. 글루타치온은 혈액에 들어있는 단백질과 효소들의 수치를 감소시켜 회복에 빠른 효과를 본다.

▶피부건강
노화가 진행되면 피부의 탄력이 떨어지고 피부가 처지며 여러 가지 이상 반응이 나오는데 이는 멜라닌 색소가 피부에 침착되기 때문이다. 글루타치온은 자외선이나 외부로부터 멜라닌 색소를 억제해 주어 피부톤이 맑아지는 것을 빠르게 확인할 수 있어 화장하는 여성은 화장이 잘 받는다는 것을 느낄 수 있고 나이 든 사람은 얼굴이 환해졌다는 칭찬을 들을 수 있다.

▶스트레스 해소에 좋다.
고민, 걱정, 불안, 질투, 노여움, 분노, 분쟁으로 인해 발생하는 스트레스는 만병의 근원이 되는데 글루타치온은 우리 몸에서 황산화를 만들어 보호하여 위험도를 낮춰준다.

글루타치온을 찾는 사람들은 타산지석(他山之石)의 마음으로 다른 사람의 모습에서 자신의 건강과 외모에 도움을 얻으려 한다.

◇김포에 사시는 82세 노인분은 자신은 미국 대통령 바이든과 동갑인데 TV로 바이든의 얼굴을 보면 같은 나이인데 바이든의 얼굴이 너무 늙어 보인다고 자신도 그렇게 보일까 봐 걱정이라며 전화를 해왔다. 곱게 늙고 싶다면서 꾸준히 관리하겠다는 각오를 하면서 글루타치온 6개월분을 주문하였다.
글루타치온 필름 90매(3세트)와 정제90정(1병)을 구매하여 하루에 1,000원꼴밖에 안 되니 저렴하다고 좋아하며 기대에 부풀었다.

3개월 정도가 지나고 또 주문하겠다고 전화가 와서 벌써 다 드셨냐고 물으니 우리 할망구가 당뇨가 심해서 같이 나누어 먹었다고 하셨다.

할머니가 당뇨로 체중도 감소하고 수치가 떨어졌다며 너무 좋다고 하면서 한 사람당 6개월 분씩 달라고 재촉하셨다.
할아버지는 드셔보시니까 어떠신지 여쭈니 본인도 친구들 모임에 나가면 얼굴이 왜 그렇게 좋아졌냐고 신수가 훤해졌다고 부러워한다고 하셨다.
그러면서 글루타치온 때문인 것 같다고 확실히 좋다고 하시며 그동안 건강보조식품을 여러 가지 먹어보았지만 글루타치온이 효과가 가장 **빠른** 것 같다면서 앞으로 계속 단골이 되겠다고 흡족해하셨다.

◇경기도 가평에 사시는 할머니(70대)는 TV에 의사들이 나와서 글루타치온이 그렇게 좋다고 한다고 주문을 하셨다.
자신은 복부비만이 심해 부끄럽고 체중이 나가다 보니 무릎관절이 좋지 않아 외출을 삼가게 된다고 하면서 6개월분을 주문하셨다.

그런데 할머니 역시도 3개월 만에 재주문을 하셔서 왜 그렇게 빨리 주문하시냐고 여쭈어보았다.
할머니는 아침 식사 후에 정제 2알 저녁 식사 후에 필름 1장을 혀 위에 올려놓고 입천장에 살짝 붙이니 3분 정도면 녹아내려 흡수되어 위에도 부담이 되지 않아서 좋다고 아침저녁으로 섭취하다 보니 6개월분을 3개월 만에 다 먹었다고 하셨다.
그래서 이번에는 무릎관절에 좋다는 '콘드로이친 1,200'(소연골) 2병(120정)도 함께 보내달라고 하였다.

할머니는 평소에 건강에 관심이 많아 건강보조식품에도 상식이 많으셨다.
몇 개월 먹어서는 안 되고 꾸준히 먹어야 효과를 본다고 다음에는 우리 사위 것도 주문하겠다고 하시면서 자동차 정비공장을 운영하는 사위가 어찌나 술, 담배를 많이 하는지 걱정이라면서 간 영양제로는 글루타치온이 최고라고 말씀하셨다.

할머니 자신도 3개월 만에 많이 좋아지는 것을 느낀다며 만족해하시는 것을 보니 행복을 드리는 것 같아 보람을 느끼게 되었다.

◇인천에 사는 주부(50세)는 집에만 있는 게 무료해서 시간제로 직장에 나가게 됐는데 직원들이 글루타치온을 안 먹는 사람이 없고 자신만 안 먹어서 먹어봐야겠다고 주문을 했다.
직원들이 날이 갈수록 얼굴이 환하게 좋아지는 것을 보고 믿음이 간다고 하더니 주부님도 6개월분을 3개월 만에 다 먹고 남편 것까지 재주문을 하였다.

남편은 늘 거래처 접대로 술이 만취되어 들어와 얼굴도 점점 칙칙해지고 까칠해져서 피곤해하는 모습을 보니 건강이 걱정되었는데 글루타치온을 먹으니 좋아지는 게 보인다고 안심하였다.
건강보조식품은 섭취 후 자신이 좋아지는 자각 증상을 느낄 때 만족도가 높아지기 마련이다.
하지만 먹어봐도 아무런 느낌이 오지 않는다면 돈만 버렸다고 실망하는 법이다.
이렇게 효과가 있는 걸 알게 되면 자연스럽게 재구매로 이어져 꾸준히 섭취하는 것이 건강보조식품이다.

◇부산에 사시는 기업의 회장께서는 60대인 자신이 친구들보다 더 나이 들어 보여 속상해하였다.
60이면 청춘이고 앞으로 60년을 더 살아야 하는데 이제라도 몸 관리를 해야겠다며 상담 전화를 주셔서 글루타치온을 구매하셨다.

공장 안에는 늘 먼지와 환경오염 물질이 득실거려서 그런 것 같다면서 고혈압약을 먹는데 독소 제거가 되고 콜레스테롤 수치를 낮춘다니 먹어보고 효과가 있으면 친구들에게도 소개하겠다고 기대에 부풀어있었다.

그동안 여러 건강식품과 정력에 좋다는 것을 나보다 더 많이 먹어본 사람은 없을 거라며 그동안 하도 속아 믿지 못했는데 이번에 글루타치온 만큼은 확실할 것 같다는 생각이 든다고 하셨다.

이후 3개월이 지나 전화가 다시 와서는 재주문을 하며 매우 만족하게 효과를 보고 있다고 반가워하셨다.
자신은 신장병(콩팥)이 있어서 3개월마다 병원에 가서 진료를 받고 약을 타오면서 주치의 선생님께 건강보조식품으로 글루타치온을 먹어도 되느냐고 여쭈었더니 고개를 끄떡이시며 도움이 되었으니 검사 결과도 좋아졌다며 꾸준히 섭취하랬다고 했다. 신장병은 생각지도 않았는데 1석 3조라면서 전화를 통해 환하게 웃으시던 회장님은 부산에 오면 자연산 회를 대접할 테니 꼭 연락하라고 기뻐하셨다.
전형적인 경상도 남자의 호탕한 웃음이 아직도 생생하며 만족해하는 모습을 보니 '고객의 건강에 도움이 되었구나.'라는 생각에 보람을 느꼈다.

'인생을 하루라도 더 살고 싶은 것은 모든 사람의 염원이다. 그러므로 장수할 수 있도록 자기 자신을 사랑할 줄 알아야 한다.'

◇용법 및 용량
정제나 구강 용해 필름으로 된 제품을 구매하여 보충하는데 회사마다 자사 제품이 좋다고 하지만 필름과 정제 모두 다 같은 효능이 있다.
그러므로 정제 3개월분 필름 3개월분(6개월분)을 구매하여 **하루는 정제 2정, 다음 날은 필름 1장을 반복하여 섭취**하는 것이 가장 이상적이다.
과다 섭취하면 간혹 설사를 유발하기도 하지만 좀 더 **빠**른 효과를 보려면 정제 2정과 필름을 같이하면 충분한 함량이므로 더욱 좋다.
글루타치온이 다른 건강식품과 차별화되는 점은 글루타치온에는 비타민C가 들어있어 따로 비타민을 챙겨 먹지 않아도 되고 **어린이부터 노인까지 노약자나 현재 병이 있는 사람까지 누구나 복용이 가능**하다는 점이다.

◇글루타치온이 가장 많이 들어간 음식은
북어, 대두, 아몬드, 생선(연어, 참치 등), 쇠고기, 돼지고기, 닭가슴살, 김, 브로콜리, 오트밀 순이며, 그 외에도 콩류, 견과류, 채소, 과일, 유제품 전분 등에 포함되어 있어서 균형잡힌 식단이 중요하다.

결과적으로 말하면 100세 이상 장수할 수 있었던 이유는 하나는 체내에 글루타치온이 잘 생성되었기 때문이다. 대부분의 중금속이나 오염물질은 간에서 70% 해독을 하는데 글루타치온이 부족하게 되면 해독능력이 떨어져 간의 기능을 제대로 하지 못한다. 또한 세포를 보호하지 못해 알츠하이머나, 치매에 걸릴 확률이 높아진다.
그래서 노화가 시작하는 40세 이후부터는 반드시 글루타치온을 섭취해야 하며 120세를 계획한 사람이라면 더욱더 필요하다.

명예나 돈은 잃어도 회복할 수 있지만, 건강을 잃으면 돌이킬 수 없을 만큼 매우 중요하다.
평소 건강을 위해 준비한 자만이 불편함이 없이 장수할 수 있어 행복한 삶을 누릴 수 있을 것이다.
자신의 몸에 투자할 줄 아는 사람이 가장 현명한 사람이다.

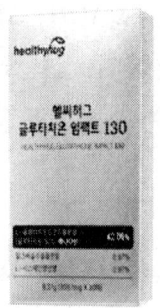

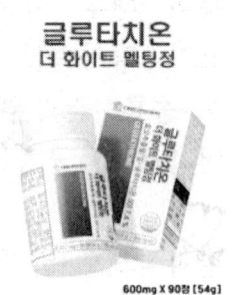

젊어지는 글루타치온

백만 개 이상 팔려 안 먹는 사람이 없다는 글루타치온
각종 매체마다 열광하는 이유가 있습니다.
오랜만에 보는데도 "그대로"라고 칭찬받는 이유는 글루타치온을 섭취했기 때문입니다.

늙지 않고 젊음을 유지하고 싶으면 지금부터
피부에 탄력이 생겨 주름이 흐려지고 더 이상 처지지 않아요.
거미배 같은 복부비만도 날씬하고 섹시하게 만들어줘요.

※ 글 루 타 치 온 의 효능
① 당뇨 혈당 정상화
② 간 기능 개선
③ 대장 세포 복구
④ 환경오염 및 복용 약 해독
⑤ 암 예방
⑥ 다이어트 (비만)
⑦ 피부 미백, 탄력
⑧ 탈모
⑨ 면역력 증강
⑩ 피로감 완화
⑪ 건강한 정자생성
⑫ 노화 지연

명의와 유명 약사들도 입에 침이 마르도록 인정하는 글루타치온은 임상실험 결과로 입증되었기 때문입니다. 지금부터라도 세월을 거꾸로 돌리세요.

상담문의 010-8952-4114 / 010-8558-4114

4. 유혹하는 페로몬 향수

페로몬이란?
말을 할 수 없는 동물이나 곤충들이 이성을 유혹하기 위해 분비하는 성호르몬의 일종으로 암컷이 수컷을 수컷이 암컷을 유인할 때 몸에서 분비되어 영향을 미치는 화학물질이다.

땀 냄새나 암내와는 다르며 체내 성호르몬 농도에 따라 이성을 유혹하는 냄새가 분비된다. 남성이 땀을 통해 사향이나 백단향 나무 향기와 비슷한 냄새를 나게 해서, 여성들이 이 냄새를 맡으면 스트레스 호르몬이 급격히 증가해 혈압이 올라가고, 호흡과 심장박동이 빨라지고, 성적으로 흥분하게 만든다. 여성도 질을 통해 분비하는데 남성들이 이 냄새를 맡으면 성적 흥분을 일으킨다.
하지만 인간은 점점 페로몬이 퇴화하여 자연적으로 냄새가 나지 않는다.

남성이나 여성이 페로몬을 뿌리면 자극이 되고 이성적인 호감이 생긴다는 연구결과가 화제가 되기도 하였다. 그래서 페로몬 향수를 뿌려 외출이나 잠자리에 사용하여 이성에게 호감을 느끼도록 한다.

우리의 인체는 오감을 느끼게 되어있다.
코는 후각을 느끼고, 눈으로는 시각을, 귀로 듣는 청각, 입으로 맛을 보는 미각, 피부로 느끼는 촉각이다.
이런 오감 중에 가장 예민한 곳이 코로 맡는 후각이다. 후각은 다른 감각들과는 달리 대뇌에 직접적으로 전달돼 기억에 오래 남는 특징이 있다.
예를 들어 길을 가다가 익숙한 냄새를 맡으면 예전의 일이 떠오르게 한다.

남성보다는 여성이 유난히 더욱 민감하므로 땀 냄새나 입 냄새, 발 냄새, 노취와 같은 악취는 물론 남자의 미세한 체취까지도 반응하여 멀리한다.
그러므로 이왕이면 이성에게 비누 향기나 화장품 냄새 특히 페로몬 향과 같은 좋은 향이 나도록 하여 고급스런 이미지를 심어줘야 한다.
그렇다면 분명 그 이성은 집에 가서도 그 사람이 생각나서 미련이 남을 것이다. 이는 후각과 시각이 뇌로 전달되어 호감을 느꼈다는 뜻이다.

이렇게 페로몬 향수가 자신을 돋보이게 하는 것은 물론 얼마나 매력적인 마법의 향수인지 알 수 있다.

잘사는 선진국일수록 향수 사용량이 많으며 만약 향수가 떨어졌다면 약속을 미룰 정도로 필수품이다.
파티가 많아 상대방과 춤을 춰야 하는 경우가 생기므로 향수 없이는 감히 갈 엄두를 내지 못한다.
먹고살기 바쁜 후진국에서 향수는 잘사는 사람들의 전유물이자 사치품으로 여긴다.
선진국인 우리나라도 이제 남녀를 불문하고 향수를 사용하는 인구가 점점 늘어나고 있으며 문화로 자리잡고 있다.

향수 중에서도 **페로몬 향수**는 **이성을 유혹한다는 점**에서 단연 인기다.
제약회사와 화장품회사가 협업하여 제조한 특별한 페로몬 향수는 효과가 커 폭발적으로 판매율이 높다.

향이 제각각인 페로몬 향수는 3종 한세트가 99,000원이며
大 ; 50ml - 외출용 옷에
中 ; 30ml - 휴대용 귀 뒤와 손목에

小 ; 25ml - 침실용 겨드랑이와 음모에 뿌려주면 좋다.

말 못 하는 짐승도 페로몬 향을 분비하는 상대에게만 짝짓기를 허락하는 것을 보더라도 하물며 만물의 영장인 인간이야말로 페로몬 향수는 일상생활에서 없어서는 안 되는 시대이다.
할머니도 여자이고 싶어한다. 화장을 곱게 하고 입술에 립스틱을 바르고 페로몬 향수를 뿌린다. 접객업을 하는 사장님이나 사교춤을 추러 콜라텍에 가는 노신사분이 어린 손주들이 안기려다 코를 막고 할아버지 냄새(노취) 난다고 도망가버려 향수를 찾는 분들이 계시다. 또 부부 관계를 하는데 5년째 다섯 번을 재구매하신 분도 있는 것으로 보아 자신의 매력을 발산하여 상대방의 마음을 사는 데는 페로몬 향수보다 더한 마법은 없을 듯하다.
남자는 여자에게 여성용(3종 99,000원) 여자는 남자에게 남성용(3종 99,000원)을 선물하는 것도 좋다.
잘 보이고 싶고 호감을 사려는 것은 인간의 본능이며 인지상정이다.

페로몬은 수컷과 암컷의 냄새가 다르다.
그래서 서로의 향을 맡으면 스킨쉽을 하고 싶어하고 심

지어 성적 흥분이 되어 섹스하고 싶은 욕구가 생긴다.
페로몬은 색도 없고 맛도 없는데 어떻게 강한 설레게 하며 원초적 본능을 끌어내는지 신비롭다.
남자는 자신감이 생기니 가슴을 쫙 펴게 되고 목소리에도 힘이 들어가며 얼굴도 환하게 밝아 보인다.
여자도 매력을 발산해 한껏 섹시해 보인다.
코로 맡는 후각만으로 남자는 남자답게 여자는 여자답게 만드는 마법의 페로몬이라 할 수 있다.
후각이 뇌로 바로 전달하기 때문에 페로몬 향수는 이성에게 강렬하게 어필하기 좋으며 상대방에게 오래도록 기억에 남게 한다.
쫌 인물에 자신이 없어도 페로몬 물질이 상대의 마음을 움직이게 하여 마음을 빼앗기에 충분하다.
마음에 드는 이성에게 말도 못 하고 가슴앓이하며 짝사랑만 하고 있다면 전 박사가 개발한 특별한 페로몬 향수를 사용할 것을 적극 추천한다. 그렇다면 성공률은 확실히 달라질 것이다.

전박사는 일본 도쿄에서 ㈜생보석 홈쇼핑을 할 때 직접 개발한 페로몬 향수를 판매하여 인정받았으며 애정 소설 <라지롱 구>와 <주얼리 여인>, <뉴 핫나경> 등 다수의 연애 소설을 집필하여 잘 알려진 소설가이자 발명가로 활동하고 있다.

일본은 남에게 피해 주는 것을 극도로 싫어한다. 그래서 특수 페로몬 향수를 구매한 고객 중에는 재구매한 고객들이 많았다.
그들은 박사님이 개발한 특수 페로몬 향수를 사용한 후로 자신의 인생이 달라졌다고 감사의 인사를 받을 때면 뿌듯함과 보람을 느끼곤 했다.
또한 구매한 고객들이 3종으로 되어있어 각각 사용 용도가 달라서 좋았다고 하며 유사품은 큰 병 한 병으로 되어있어 휴대하기도 불편하고 고가인데 3병 박사님 제품은 3병 값이 저렴하고 휴대하기 편해서 좋아서 자주 구매한다고 고객 만족도 좋았다.

고객에게 맞춤 컨설팅을 할 때 고객의 눈빛을 보면 처음 봤을 때와는 달리 눈빛이 달라진 것을 보고 물었더니 잠자리에서 아내가 격렬해지고 아내의 사랑이 두 배나 업그레이드하여 그런 것 같다고 말한다.

인간은 피부색이 다르고 언어가 다르더라도 신체구조는 모두 동일하다.
일본인이라고 해서 유난히 후각이 발달하지 않았다. 백인이나 흑인도 마찬가지로 페로몬 향은 그윽하게 똑같이 느껴진다.

페로몬 향수는 식약처에서 허가받아 화장품회사와 제약회사에서 제조하였기 때문에 진품이다. 저렴하게 판매하는 중국산 유사품과는 차원이 다르므로 속지 말아야 한다.

싼 게 비지떡이고 가격이 저렴한 만큼 맹물과도 같은 향수가 시중에 범람하고 있다. 잘못 선택하면 실망이 크고 적은 돈이라도 돈 낭비할 뿐이므로 잘 선택하여야 한다.

정식으로 허가받아 전박사의 자수정 홈쇼핑에서 판매하는 특수 페로몬만이 믿을 수 있는 제품이다.

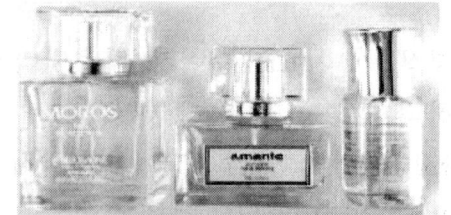

향이 다른 3병, 각기 용도가 다릅니다

5. 큰놈 대물(쇠말뚝) - 노년의 희망

 남자의 일생을 들여다보면
처음 30년은 부모 밑에서 아무것도 모르고 살아왔지만, 중반 30년은 결혼하여 처자식과 앞만 보며 열심히 살아왔다.
정년퇴직인 50대 후반이 되니 벌써 예전 같지 않아 밤이 되면 아내가 무서워진다.
어쩌다 시동이 걸려 발기가 되는 듯싶다가도 골문 앞에만 가면 자신도 모르게 축 처져있는 꼬락서니가 측은하며 불쌍하게 여겨진다.
그러니 이때부터 '정력' 이야기만 나오면 눈이 번쩍 귀가 쫑긋 전신에 신경이 그곳으로 쏠리게 된다.

정력에 좋다고 하여 굼벵이나 지렁이를 힘들여서 구해 구령탕을 만들어 먹어도 도로 아미타불 관세음보살이다.
그러니 60부터는 열이면 아홉이 불철주야(不撤晝夜) 마음만 먹으면 불뚝불뚝 일어서는 게 뭐 없을까? 하고 눈을 씻고 찾아본다.
이것은 인생에 관한 소설을 80권 이상 쓰고 있는 소설가 전박사가 60세 이상의 3만 독자와 인생 상담을 한 근거이자 남자의 일생을 토대로 삼아 통계 낸 결과이다.

발기부전이란?
남성의 성기가 팽창되지 않아 일어서지 않으므로 삽입할 수 없는 상태를 말한다.
원인으로는
첫째 술, 담배, 스트레스
둘째 약물중독
셋째 사고로 인한 척추손상
넷째 고혈압, 당뇨, 전립선 비대증
다섯째 노환으로 인한 것이 가장 많은 비중을 차지한다.

발기부전이 오는 60세 전후에 파란약인 비아그라를 복용하였다는 남자가 가장 많았다.
하지만 결과는 반반이었으며 부작용으로 힘들었다는 사람이 많았다.
비아그라를 먹고 한두 시간이 지나니 다리가 뻐근해지

더니 신호가 오고 흥분이 되더니 발기가 돼서 오랜만에 일을 치렀다고 하였다. 하지만 처음에는 뭣 모르고 만족감에 먹기 시작하였는데 한두 달이 지나자 내성이 생겨 밀가루를 먹은 것 같이 전혀 신호가 오지 않아 낭패를 보았다고 한다.

그뿐만이 아니라 얼굴과 눈이 빨갛게 충혈되고 가슴이 두근거리며 머리가 아파서 이러다가는 복상사로 죽는 게 아닌가 하고 겁이 덜컥 나서 그 이후로는 비아그라를 멀리하였다고 한다.
그래서 보신탕으로 개고기를 먹고, 인삼과 녹용, 사슴피를 생으로 빨아먹고 물개 심을 100개나 한꺼번에 고아 먹고 뱀이 좋다고 하면 100마리를 고아 생사탕을 마셔도 정력에 아무런 도움이 되지 않았다고 한다.

비아그라도 안되고 다른 정력식품들도 안되니 이번에는 비뇨기과에 찾아가서 자가주사를 맞았다고 한다.
자가주사란? 발기 유발제 주사약을 자신의 페니스 몸통에 자신이 스스로 주사를 놓는 것으로 공포심이 생기며 다량 주입 시 발기가 죽지 않아 페니스 피부조직이 파괴되어 영구적으로 불구가 될 수 있으며 자주 사용하면 페니스 피부가 괴사한다고 한다.

발기가 죽지 않으면 병원에 가서 이완제 주사를 맞고
수그러들게 빠른 조치를 하면 되긴 한다.
본인은 모르고 있다가 대부분이 전립선 비대증이나 전
립선암으로 수술받으러 병원 가니 의사가 하는 말이 페
니스의 피부조직이 파괴되었다고 해서 알게 되었다고
한다.

그러면 마지막으로 또 뭐가 있을까? 눈이나 간이식처럼
페니스를 이식하는 것이 있을까 하지만 안타깝게도 아
직까지는 없다.
식물인간이 되어 누워있는 20대의 싱싱한 성기를 노인
에게 이식할 수는 없다는 말이다.

1,600만 원을 들여 남성 수술을 받았다는 사람이 있었
다. 고환에 소금물 주머니를 삽입하여 고환을 서너 번
주무르면 발기가 되고 고환에 단추를 누르면 고환 속
주머니가 뒤로 빠져 수그러든다고 한다. 싸게 하고 싶
다고 300만 원짜리 수술은 안 하는 게 낫다.

그러나 고액의 수술은 비용과 두 달간 통증으로 고통받
는 일은 이루 말할 수가 없으므로 모든 것을 감수해야
한다고 한다.
가장 신경이 많이 몰려 있어 예민한 부분을 칼로 찢고

꿰매놓으니 상상만으로도 끔찍한 수술이다.

비아그라 약도 안 되고,
정력제 보약도 안 되고,
자가주사도 안 되고,
남성 수술도 안 되고,
이식 수술도 안 되고,
그래서 마지막 심정으로 선택하는 것이 있다.

이 모든 발기부전 환자들에게 큰놈으로 대물이 되게 하는 '쇠말뚝'을 추천해 보았다.
대한민국 식품 의약품 안전처에서 승인받은 (의료기기 허가 2747 품목허가 제10-337호)는 성기 동맥혈류 충전기인 의료기기이다.

하루에 10분만 투자하여 남성의 3대 고민을 해결한다.
① 발기가 안 돼 남성 구실을 못하는 분
② 부부 관계가 원활하지 못한 분
③ 나이가 들어 예전 같지 않은 분
이런 분들은 과학적 원리로 운동을 해야 한다.

남성의 성기가 발기되는 이유는 혈액이 뭉쳐 팽창해야 하는데 이상이 생기면 혈류가 제대로 되지 않아 팽창하지 못하거나 팽창을 해도 뒤로 빠져 새어나간다.
발기력이 약한 것은 음경 해면체 조직에 원활하고 충분하게 혈액이 유입되지 않아 일어나는 현상이다.

정상적인 발기는 음경 뿌리부터 귀두 끝까지 다량의 혈액이 왕성하게 순환시켜 팽창과 수축을 반복적으로 하는 운동으로 공간을 확장함과 동시에 음경의 강도를 단단하게 하고 사이즈(size)를 크게 변화시키며 사정을 하는 것이다.

발기되도록 근본적으로 개선하는 운동요법인 쇠말뚝은 일주일 3~4일 이상 꾸준히 하면 효과가 좋으며 처음부터 너무 심하게 무리하지 않는 것이 좋다.
운동 강도와 시간을 점진적으로 높여나가는 것이 효과적이다.

섹스 10분 전 사용 시 발기되어 사정 시까지 서 있으며 사정하면 원래대로 돌아간다.
아령 운동을 하면 팔뚝이 굵어지듯이 쇠말뚝 혈류의료기구를 꾸준히 하면 발기는 물론 성기의 크기까지 운동 효과를 얻을 수 있다.

사용 시 주의 사항은
제품과 함께 동봉된 사용설명서를 숙지하고 사용하면 간단하여 쉽게 알 수 있다.

상품 구성으로는 휴대용 지갑을 비롯하여
① 쇠말뚝 의료기기(식약처 허가)
② 바르는 과일 러브젤(입에 닿아도 된다)
③ 성 보조 기구(여성을 만족시키는 제품)
④ 링(혈류를 모아주는데 좋은 기구)
⑤ 서적(인생에 큰 도움이 되는 책 전박사 지음)
5종 신형 298,000원

사용한 분들의 후기로는
병원에도 가고 좋다는 것은 이것저것 다 해보았지만, 소용없다는 분들은 사는 낙이 없다고 하시고 땅이 꺼지라 한숨짓기도 하셨는데 간절히 원하면 얻어지듯이 '쇠말뚝' 소문을 듣고 이번에도 속는 기분으로 각오하고 구매하였다고 하셨다.

비아그라나 팔팔정은 30정에 20만 원이지만 쇠말뚝은 10년 20년 그 이상을 사용하여 가격도 저렴하고 반영구적으로 사용할 수 있으며 무엇보다 사용이 간편하여 좋다고 하신다. 여자가 모르게 사용할 수 있어 가장 이상적인 제품이라고 말씀하신다.

남자 구실로 못하면서 생각이 부정적인 분은 사용할 때마다 거추장스럽다는 분도 있다. 옛말에 말을 타면 종 부리고 싶다더니 오랜만에 발기되어 삽입할 수 있다는 것만으로도 감지덕지할 일이지 거추장스럽다는 말은 호강에 겨워하는 넋두리이다.

할렐루야! 할아버지도 남자이고 싶은 것은 당연한 일이니 이젠 소원성취하세요.

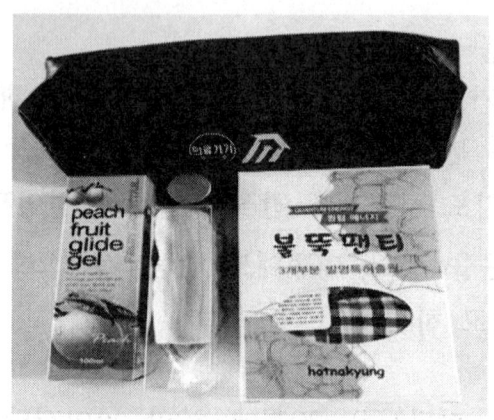

큰놈 대물 (쇠말뚝)

6. 야생마
남자는 전립선을 조심하자.

 우리의 신체 모든 장기는 유통기한이 있다.
기계가 노후 되면 고장이 나듯이 나이가 들어 노화가 오면 장기뿐 아니라 생식기에도 이상이 생기는 것은 당연하다.
남자가 발기부전이 오는 것도 노화로 인한 것이고 생식기인 전립선에 문제가 생겼기 때문이다.
전립선에 이상이 오면 소변을 자주 보게 되며 소변을 봐도 시원치가 않고 잔뇨감이 있으며 밤이면 더욱 소변이 자주 마려워 밤잠을 설쳐 낮에는 수면 부족으로 피곤해진다.
50대부터 50%, 60대 60%, 70대 70%, 80대 80%로 전립선 비대증이 온다는 통계를 보아도 나이가 들면서 전립선 비대는 급격히 늘어난다.
비대증으로 인해 소변볼 때마다 고통을 받아 삶의 질도 급격히 떨어지는 것을 볼 수 있다.

남자에게만 있는 전립선이란?

남성 생식기관인 요도가 시작되는 부위를 둥글게 둘러싸는 장기이며 정액의 액체 성분을 이루는 유백색의 액체를 요도로 분비하여 정자운동을 활발하게 하는 곳이다. 밤톨만 한 크기로 방광 밑에 위치하는 남자의 분비선으로 남자가 섹스 시에 쾌감을 느끼며 정액을 여성의 질 속에서 쭈룩쭈룩 힘차게 뿜어주는 역할을 한다.

요도를 깨끗하게 청소해 주기도 하고 신선한 정자가 무사하게 자궁 속까지 안전하게 전달할 수 있게 소독하는 것도 전립선에서 만들어진 액체가 미리 분비하여 가능한 일이다.

섹스하는 데 있어서 중요한 역할을 하는 전립선에 이상이 생기면 발기부전이 오고 방치하면 자각 증상도 느끼지 못하는 전립선암으로 발전한다.

혈뇨가 나와 병원에 갔을 때는 이미 전립선암 말기로 손 쓸 수도 없으며 **뼈**로 전이가 되어 X레이로 보면 전신의 **뼈**가 검은색으로 변해있다.

전립선암은 편도선암과 같이 순한 암이라 하지만 암은 암이다. 그뿐만 아니라 어떠한 암도 1기에는 생존율이 높지만 4기로 말기일 경우에는 시한부로 생명을 장담할 수가 없다.

현명하게 돈을 아끼지 않고 자신을 위해 투자하는 사람은 예방하기 위해서 독일 수입품과 **옥사코사놀**을 건강식품으로 꾸준히 섭취한다. 그러면 **즉시 발기**에 도움 되고 전립선 건강에도 효과적이다.
하지만 돈이 아까워 예방하는 것을 무시하고 무관심과 어리석어 대학병원 비뇨기과 암 병동에는 전립선 말기 암 환자로 넘쳐나고 있다.

전립선 환자는 생각보다 훨씬 더 많으며 심각한 수준이다.
암에 걸린 사람들은 자기관리가 중요한 것을 인정하지 않고 가족력이 있어서라고만 말을 하지만 얼마든지 예방할 수 있다.
초기 암일 경우에는 입원 후 수술하지 않고 4~5일이면 퇴원하지만 말기암 환자는 임종을 맞을 때까지 장기입원을 해야 한다.

발기되어 사정하며 전립선에 좋습니다.

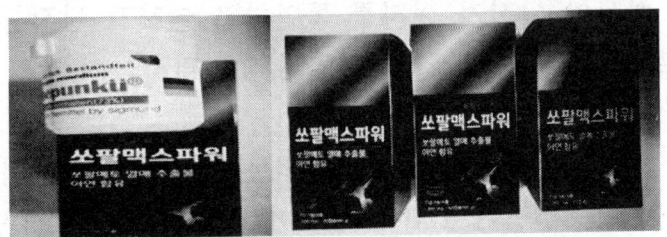

독일 수입품   쏘팔맥스 파워

전박사가 3만 명의 실버 시대의 슈퍼노인들을 상담하면서 느낀 것을 하나로 표현해보면 죽을 때까지 남자이고 싶은 열망이 있어 발기가 잘되어 90이 넘어서도 여자에게 찝쩍거리고 싶어 한다.
그러자면 전립선 비대와 전립선암을 예방해야 하고 발기부전이 되지 않도록 쇠말뚝으로 열심히 운동하여 큰놈을 대물로 키워야 한다.

한 번 태어난 인생 죽으면 끝이다.
그러려면 더 오래 살고 건강하기를 바라는 욕구는 동서고금(東西古今)을 막론하고 어제오늘의 이야기가 아니다.
사람들은 영원한 불멸의 삶을 얻기 위해 할 수 있는 일이라면 무엇이든 하려고 한다.
그뿐만 아니라 목숨이 붙어 있는 한 사는 것처럼 살려고 섹스하고 싶어 한다.
옛말에 남자는 관속에 들어가기 전까지 여자 생각이 난다고 하듯이 남자가 여자를 좋아하고 여자가 남자를 좋아하는 것은 꺼지지 않는 불멸의 이치다.

비록 인간의 오랜 열망이 실현되는 기적은 일어나지 않겠지만 평균수명이 100세로 늘어나고 앞으로 2050년에는 120세로 늘어나는 시대가 다가오면서 50세부터 남자 구실을 못하고 마냥 자포자기할 것이 아니라 현명하게 대처해야 한다.
만약 지금 60세라면 앞으로 60년을 더 계획하고 남은 기간을 어떻게 즐겁게 맞이하여 질 높은 삶을 살지 고민해야 한다.

현재 세계인구는 80억이지만 앞으로 2050년에는 100억명이 된다.
남자의 수명이 여자보다 짧고 전쟁으로 인해 사망하거나 직업전선에 나가 본의 아니 게 사망하는 남자의 숫자는 여자보다도 훨씬 많은데도 절묘하게 남성이 50억명 여성이 50억 명으로 성이 비례한다.

세계인의 기대 수명은 하루에 6시간씩 증가하고 있다.
수명이 늘어나다 보면 이에 따른 질병도 늘어나기 때문에 노화 예방도 더 많아 시간을 투자해야 한다.
많이 움직이고 균형 잡힌 식사와 낮잠 1시간과 밤에는 8시간의 숙면이 중요하다.

120세까지 목숨만 유지한 채 사는 것만이 능사가 아니다.
불편한 데가 없어야 하고 즐거운 낙이 있어야 한다.
아마도 현대의학은 날로 눈부시게 발전하여 100세가 넘어도 섹스할 수 있는 기적같은 일이 벌어질 수도 있다.
그러므로 몸 관리를 사전에 관리하고 아껴야 한다.
나이가 들어도 너무 비만하거나 마른 체형이 되지 않아야 한다.

영양섭취가 좋지 않으면 몸이 마르고 노화가 빨리 진행되어 수명이 짧아진다. 근육량이 줄어들어 몸도 쇠약해진다. 그러므로 나이든 노인일수록 식사를 잘 챙겨 고기, 생선, 달걀, 두부 등 단백질을 잘 섭취해야 한다.
사람은 먹은 대로 몸을 만든다는 점을 잊지 않아야 한다.

마른 사람이 뚱뚱한 사람보다 지병에 걸릴 확률은 낮지만 아이러니하게도 뚱뚱한 사람보다 더 일찍 사망한다. 제대로 먹지 않아 마른 노인들은 허약하여 면역력이 약해지기 때문에 늘 질병을 달고 살기 때문이다. 마치 마른 나뭇가지가 쉽게 툭 부러지듯이 하루아침에 사망하는 경우가 많다.

편식으로 영양이 부족해지면 가장 많이 걸리는 병이 뇌졸중, 심근경색과 같은 심혈관 질환이다.
영양 결핍으로 인한 불균형으로 마른 노인들에게 잘 걸리는 병이다.

일본 장수촌에서도 단백질 섭취로 지방이 적은 살코기를 늘 챙겨 먹어 알부민과 콜레스테롤 수치를 줄이고 인지기능도 향상되었다.
잘 먹는 사람은 걷는 속도도 **빠른** 편이라 느리게 걷는 노인들보다 심폐기능이 높다. 그리고 에너지가 있어 늘 소일거리를 하며 늘 산책을 한다.
소일거리를 하지 않거나 무의미하게 시간을 보내는 노인은 활동량이 적어 수명이 줄어들 수밖에 없다.
움직인 만큼 수명은 직결되는 것이 인체의 섭리다.

장수 연구자들이 한목소리로 하는 말이 있다.
첫째, 꼭 제때 식사해야 한다.
둘째, 사회적 활동이나 운동을 통해 몸을 움직여야 한다.
셋째, 충분한 휴식과 규칙적인 생활습관을 가져야 한다.

작은 벽돌들이 모여 견고한 빌딩을 쌓듯 작은 습관들이 하나하나 모여 튼튼하고 건강한 몸을 만든다.
내 몸 사용설명서를 들여다보면 몸을 무리하지 않은 사람은 젊게 살지만, 몸을 함부로 쓰고 고생한 사람은 바짝 늙어 보이며 수명도 훨씬 짧다.

7. 야생마
여자는 요실금을 예방하자.

 여성이 50대가 되면 갱년기로 접어들어 노화, 성생활, 출산으로 인해 요실금, 변실금이 생긴다.
질 근육이 느슨해지고, 요도가 짧아 기침만 하여도 소변이 찔끔 새어 나와 속옷을 버리게 되는데 뛰거나, 웃거나, 하품만 하여도 소변이 나온다면 심각한 상황이다.

나이가 더 들면 방광뿐만 아니라 항문마저도 수축력이 약해져 변까지 새어 나오는 변실금으로 인해 말 못 하는 고민이 생기므로 삶의 질을 떨어뜨린다.
그러다 보니 속옷을 자주 갈아입어야 해서 외출을 꺼리게 되고 우울증이 생겨 없던 질병도 나타난다.
평소에 예방 차원에서 항문, 질 수축 운동인 케겔 운동을 했더라면 이 지경까지는 오지 않았을 것을 하며 후회하게 된다.

젊어서부터 습관적으로 케겔 운동을 한 사람은 질 근육이 단단해져 수축력이 좋아 긴자꾸로 부부 금실이 더욱 좋았을 것이다.
일본에서는 케겔 운동을 긴자꾸 운동이라고도 한다.
긴자꾸란 질에 수축력이 강해져 젊은 처녀와 같이 꽉 쪼여 손아귀로 움켜쥐는 느낌이라 남성이 쾌감을 느끼게 하므로 옹녀라는 별명을 얻게 된다.

전박사가 개발한 **야생마(올라타는 건강 기구)**는 코드를 꼽고 전원을 켜서 그 위에 앉으면 저절로 운동이 되는 기구다.
여러 가지 운동을 버튼이 있는데 필요에 따라
전원을 켠 후 ①마사지 ②케겔 운동 ③요도나 질 온열 ④방광 항문 온열 버튼 중 하나를 켜면 된다.
휴대가 가능해 직장에서나 운전할 때도 자동차의 전원을 연결하여 아침저녁으로 약 10분씩만 해도 생식기 건강에 새바람을 일으킨다.

남녀 공용으로 남성에게는 전립선에 여성에게는 요실금에 효능을 보아 아랫도리를 춤추게 하는 건강 기구로 많이 알려져 있다. 남편의 퇴근 시간도 빨라지고 신혼으로 회춘한 느낌으로 행복한 밤이다.

그런데도 몰라서 못 하고, 돈 아까워서 못 하고, 게을러서 못하면서 건강하기만 바라는 것은 욕심이다.
남자도 그렇지만 여자는 나이가 들수록 곱게 늙어야 한다.
소변이 새고 변이 새는 할머니에게 누가 곱다고 칭찬하겠는가!
우리의 인체는 자신이 노력한 만큼 향상되고 게을러 관리하지 않으면 퇴화한다.
그렇다고 요실금 치료를 위해 병원에 가서 그 예민한 부분을 칼을 대어 수술한다는 것은 생각만으로도 너무 끔찍한 일이다. 그러니 지금은 병원을 가지 않고도 야생마 기구를 찾는다.
여성 요실금 역시도 남성 전립선처럼 소변이 마려우면 참기가 어렵고 참을 수가 없어 화장실에 가는 도중에 실수한다. 절박뇨도 이와 같다.

요실금은 전립선처럼 암으로 번져 생명을 위협하는 병은 아니지만 부끄러운 것은 확실하다.
일상생활이 까다롭고 불편한 질환이다.
특히 스스로 의지와 상관없이 소변이 나오는 질환이며 주로 방광과 요도 괄약근의 기능적 이상으로 골반 근육이 약화하여 나타난다. 요실금에 주된 원인은 질이 늘어나 느슨해져 수축이 안 되는 데 있다.

요실금을 겪고 있는 여성은 스스로 위축된 태도를 보이거나 자신감이 없어 보이는 것이 특징이다.
평소 화장실에 자주 다녀와도 계속되는 잔뇨감이 있다면 요실금을 시초임을 의심해 보아야 한다.
남성은 적은데 여성에게 빈번하게 나타나는 것은 생리상의 구조로 요도가 짧은 해부학적 구조 때문이다.
출산 시 진통시간이 길어질수록 이때 질 근육이 손상하여 요실금의 원인이 되기도 한다.

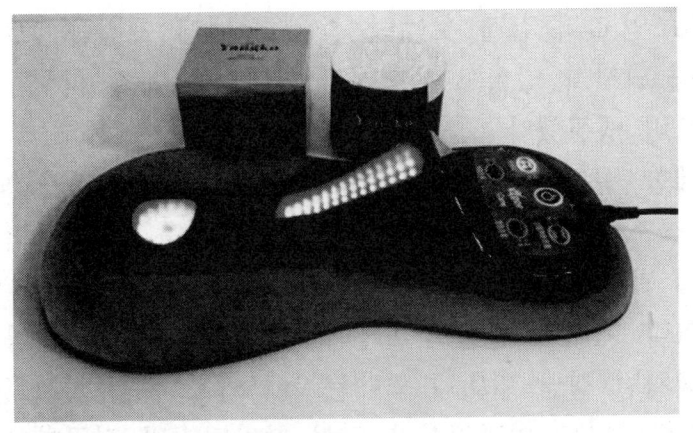

- **야생마** 요실금, 변실금 운동기구
　　　　　소비자가격　350.000원 반영구적 -

요실금과 변실금으로 말 못 하는 고민을 안고 살던 70대 여성 분이 계셨다. 그분은 서울 강남 한복판의 고층 빌딩을 소유한 분으로 일찍이 혼자되어서 2남 2녀의 자녀를 두고 다복한 분이셨다. 남부럽지 않은 재산에 자식들이 모두 다 성장하여 제각기 결혼하고 손주들이 있지만 노모의 말 못 하는 고민을 자식 그 누구도 눈치채지 못하였다. 돈 많고 자식이 많아도 노후에 독신생활은 늘 외로웠다.

외로움을 달래기 위해 사교춤을 배워서 노인들의 낙원이라는 콜라텍에도 나가 모든 시름을 잊으며 춤으로 건강도 얻고 즐겁게 보내던 중 자신에게 호감을 보내는 70대 남자가 있어도 새침데기 할머니는 눈길 하나 주지 않으며 냉정했다.
경쾌한 음악이 흘러나오면 자연적으로 파트너가 되어 한 곡조씩 밴드에 맞춰 블루스, 지르박을 추고 나면 너 언제 봤냐는 식으로 춤 파트너 이외엔 더도 아니었다.
그러나 매너가 깔끔한 노신사 할아버지는 일편단심 민들레처럼 강남 할머니 외에는 누구와도 손을 잡지 않았다. 할머니도 여자인지라 그런 할아버지의 지극한 배려에 여심이 흔들리기 시작했다.

춤으로 만난지 어언 반년이 되었을 무렵 할아버지는 춤

이 끝나자 저녁 식사나 하자며 제의를 하니 할머니가 쾌히 승낙하였다.
할아버지는 식당에 들어서자마자 테이블에 앉아 할머니에게 정중히 메뉴판을 건네주며 귀부인께서 마음에 드는 것을 고르라고 하면서 매너있는 태도로 말하였다.
노신사의 단골 식당으로 보이는 그 집은 복국을 잘하는 한강성심병원 옆 '강포 복집'(02-2632-4454)이었다. 자연산 참복 한 그릇에 30,000원을 하니 할머니가 망설이자 복은 세계 4대 진미 중의 하나인데 복국 한 그릇 드셔보라고 권하였다.

할머니가 독신으로 사는 동안 남자에게 식사를 대접받기는 처음이었다. 노신사에게 마음이 흔들리기 시작한 것은 춤을 잘 춰서 리드를 잘해서도 아니고 매너가 군더더기 하나 없이 깔끔하기 때문이었다.
콜라텍에서는 서로간에 신상공개를 하는 것이 금지되는 불문율이라 이름도 성도 모르며 어디에 살며 무얼 하는지조차 모른다.
서로가 춤을 추기 시작하여 얼굴을 안 지 6개월이 되었어도 무어라고 불러야 할지 몰라서 여사님 아니면 귀부인이라고 불렀고 할아버지를 대부분 선생님이라고 부르며 지냈었다.

남녀가 60세가 넘으면 이성 간에 선이 정해지지 않고 동성과 같이 그냥 임의로운 친구가 된다고 하듯이 두 사람은 자연스럽게 친구로 발전되어 갔다.
노신사가 식사자리에서 처음 명함을 건넸고 강남 귀부인은 명함을 훑어본 후에서야 자신을 신분을 밝혔다.
식사하는 동안 왠지 할머니는 똥 마려운 강아지 마냥 불안하였다. 마음속으로 요실금, 변실금이란 단어가 자신도 모르는 사이에 튀어나올까 봐 노심초사하다 보니 얼굴에 구름 낀 것처럼 어두워 보였다.

화장실을 연신 들락날락하는 것으로 보아 여성 생식기가 건강하지 못하다는 것을 노신사는 감지하였다.
노신사는 70대의 전박사로 마침 남녀 생식기를 연구하는 박사로 누구보다도 여자의 행동만 봐도 어떤 상황인지 알 수 있었다.
그래서 전박사가 자신이 개발한 '야생마'를 선뜻 선물하였더니 귀부인은 이게 뭐냐면서 놀라면서 기뻐하였다.

전박사는 집에 가서 펴보시고 사용법대로 해보시라고 건네면서 효과를 보시면 그때 가서 밥 한 그릇 사라고 말하였다. 할머니가 무안해할까 봐 더이상 말없이 선물만 건네주었다.
소중하게 간직하며 받아온 선물을 집에 도착하자마자 풀어본 할머니는 노신사가 말한 대로 사용설명서를 천천히 읽어보고는 자신에게 딱 맞는 선물이었다.
할머니는 신문을 안 보니 '야생마'가 어떤 제품인지 전혀 모르고 있었다.

그날 저녁부터 쇼파 위에 놓고 전원 코드를 꼽고 작동 버튼을 눌러서 운동하기 시작하였다.
버튼을 누르자마자 온열이 들어오고 미세진동으로 여성 생식기 전반에 파동을 주어 시원하였으며 케겔 운동까지 되니 천군만마를 얻은 기분이었다.
젊은 애들이 다니는 나이트클럽만 있는 강남에서 콜라텍이 있는 영등포까지 다녀야 했지만, 전박사를 만나고 나니 다니길 잘했다는 생각이 들었다.

며칠 후 금마차 콜라텍에서 전박사를 다시 만났다.
보자마자 고맙다는 인사부터 하면서 큰 선물을 주셔서 뭐라 말씀드려야 할지 모르겠다고 하였다.
전박사는 강남 여사의 말을 받아 효과만 보는 것만으로도 충분하니 부담갖지 말고 밥 한 그릇 사라면서 화기애애한 대화 속에 진심이 오가고 있었다.

인간은 사회생활을 통해서 모든게 성장하고 발전한다. 많이 움직이게 되고 많은 정보를 얻게 되며 인맥도 넓어진다.
60대 이후에는 스포츠로 사교춤이 제격이다.
격렬하지 않아 몸에 무리가 되지 않으면서도 만 보를 걷는 효과를 본다. 경쾌한 음악이 있고 이성의 파트너가 있으니 언제나 즐겁고 외롭지가 않다.

콜라텍 입장료는 2,000원이며 가방 보관료는 1,000원이다. 음료수와 커피는 2~3천 원으로 모든 것이 저렴하다. 나이 많은 노인에게 무릉도원과도 같은 콜라텍에는 언제나 남성보다 여성이 더 많으며 평일에는 1,000여 명이 휴일에는 3,000여 명이 전국 각지에서 몰려온다.

영등포에 위치한 '금마차'는 50년이 넘게 한자리에서 카바레에서 콜라텍으로 변경하여 김충식 대표가 사업을 잘 운영하고 있다.
신형 전자 오르간의 음악 소리가 경쾌하고 널찍한 플로어는 옆 사람과 부딪히지 않는다. 앞으로는 TV에 출연하는 신인가수를 출연시킬 목표를 갖고 있다. (끝)

노년시대 시리즈 1. 인생 승리
2. 남은 여생
3. 지혜 철학